RÉPRESSION LÉGALE DU SUICIDE

PROPOSITION

DE

CONSACRER AUX ÉTUDES ANATOMIQUES LES CADAVRES DES SUICIDÉS

(Présentée au Congrès de médecine légale, le 10 août 1878),

PAR

Mr J. JEANNEL,

Docteur en médecine de la Faculté de Paris;
Professeur de thérapeutique et de matière médicale à la Faculté libre de Médecine de Lille;
Pharmacien-Inspecteur (en retraite); ancien Membre du Conseil de Santé des armées;
Professeur honoraire de l'École de Médecine de Bordeaux;
Membre correspondant de la Société de Pharmacie, de la Société de Médecine légale et de la Société des Médecins des Bureaux de Bienfaisance de Paris,
de la Société de Médecine et de Chirurgie et de la Société de Pharmacie de Bordeaux, etc.;
Président de la Société des Sciences médicales de Lille;
Membre du Conseil général de l'Association des médecins de France;
Officier de la Légion-d'Honneur.

PARIS,
LIBRAIRIE J.-B. BAILLIERE ET FILS,
19, RUE HAUTEFEUILLE, 19
(près le boulevard Saint-Germain).
1879.

RÉPRESSION LÉGALE DU SUICIDE.

PROPOSITION DE CONSACRER AUX ÉTUDES ANATOMIQUES LES CADAVRES DES SUICIDÉS

(Présentée au Congrès de médecine légale, le 10 août 1878).

« Messieurs, tous ceux qui ont vu de près nos Facultés de médecine et nos écoles préparatoires savent que l'enseignement de l'anatomie et de la médecine opératoire y est entravé, souvent de la manière la plus regrettable, par la rareté des sujets.

» L'extension salutaire des sociétés de secours mutuels est, avec raison, considérée comme diminuant incessamment le nombre des cadavres non réclamés dont les administrations hospitalières peuvent disposer; peut-être aussi le progrès de l'instruction et la multiplicité des journaux ont-ils contribué à répandre dans la population l'horreur de l'amphithéâtre d'anatomie.

» Cependant tout le monde reconnaît que les études anatomiques sont la base de la science médicale, et que l'instruction des médecins intéresse au plus haut point la santé publique.

» L'Administration n'est pas restée tout à fait sourde aux plaintes des doyens et des directeurs de nos Facultés et de nos Écoles, et, depuis plusieurs années, les cadavres provenant de quelques prisons sont livrés aux professeurs d'anatomie, particulièrement à Paris et à Montpellier.

» Il s'en faut pourtant de beaucoup que tous les besoins de l'enseignement soient satisfaits.

» Je viens, Messieurs, soumettre à votre approbation le projet d'envoyer aux amphithéâtres anatomiques les cadavres des suicidés.

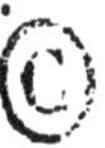

» Si ce projet était adopté sous la forme d'une loi de l'État solennellement promulguée, je pense que deux avantages en résulteraient nécessairement :

» 1° L'augmentation des ressources pour les études anatomiques;

» 2° La diminution du nombre des suicides.

» — I. Évidemment, satisfaction serait largement donnée aux Facultés et aux Écoles de médecine; voici dans quelles proportions il est permis de le présumer :

» J'emprunte les données statistiques ci-après au ***Précis de médecine judiciaire*** de M. Lacassagne et à la thèse de M. E. Moret, intitulée : ***Du suicide en France.***

» Dans l'espace de 45 ans, de **1831** à **1875**, on a constaté en France **173,232** suicides. Le total partiel de chaque période quinquennale, de **1831** à **1875**, indique une augmentation rapide : le nombre moyen annuel, qui était de **3,317** de **1831** à **1835**, s'élève à 6,107 de **1871** à **1875** (1).

» En admettant que la moitié seulement des cadavres puissent être utilisés, vous voyez que **3,000** sujets se trouveraient mis à la disposition des amphithéâtres d'anatomie; les moyens d'étude pour la France entière se trouveraient ainsi plus que doublés (2).

» — **II.** Diminution du nombre des suicides.

» Il s'agit ici de considérations d'une bien plus haute importance, de considérations morales auxquelles le Congrès de médecine légale ne saurait rester insensible.

» Il ne saurait être question des suicides déterminés par la folie; ***il n'y a ni crime, ni délit, lorsque l'individu était en état de démence au moment de l'action*** (Code pénal, art. 64).

» La question de responsabilité soulevée par la présomption de folie après la perpétration d'un meurtre, est le plus souvent très-épineuse et ne saurait être soustraite à la compétence des médecins aliénistes.

---

(1) Les suicides sont, en réalité, plus nombreux que ne l'indique cette statistique; beaucoup échappent à la constatation officielle. Esquirol estimait que, de son temps, les deux tiers des suicides n'étaient pas connus de l'administration publique. Brière de Boismont insiste sur l'impossibilité d'obtenir des statistiques exactes.

(2) Il faudrait, il est vrai, comme dans les Instituts anatomiques des Facultés allemandes, établir des glacières permettant de conserver, pour la saison d'hiver, les cadavres envoyés pendant l'été.

» Donc, pour chaque cas particulier, la responsabilité du suicide devrait toujours être établie, en même temps que la réalité.

» Il est donc bien entendu que ce qui va suivre ne devra s'appliquer qu'aux suicidés reconnus responsables de l'acte qu'ils auront commis.

» Le suicide résulte quelquefois, cela n'est pas douteux, d'un mépris passionné des misères de la société humaine et d'un aveugle désespoir, mais souvent aussi il est déterminé par une perversion momentanée du jugement ou du sentiment. Dans le premier cas, celui qui médite de quitter la vie ne se préoccupe guère de ce que deviendront ses dépouilles; son impitoyable logique enveloppe dans le même dédain les larmes et la honte de sa famille, les prières des ministres de la religion, les honneurs du char empanaché et les répugnantes exhibitions de l'amphithéâtre anatomique. Mais le plus grand nombre peut être détourné d'une résolution fatale par des obstacles fortuits, par l'insuccès, par l'idée de ce qui surviendra après l'attentat consommé. Et ce fait conduit à reconnaître que la société devrait profiter de tous les sentiments et de tous les instincts qui les rattachent à la vie, et en particulier de l'horreur que leur inspirent les amphithéâtres anatomiques, pour détourner de leur fatal projet ceux qui sont tentés de se suicider.

» En même temps, la réprobation légale ainsi promulguée tournerait à l'avantage des études anatomiques.

» Je propose les conclusions suivantes :

» 1° Chaque cas particulier de suicide doit donner lieu à une constatation médico-légale, au double point de vue de la réalité du suicide et de la responsabilité du suicidé;

» 2° Il est à désirer qu'une loi prescrive l'envoi aux amphithéâtres anatomiques de tous les cadavres des suicidés reconnus responsables de leur attentat. »

La proposition ci-dessus ayant été présentée au Congrès de médecine légale le 10 août 1878, a soulevé des objections diverses. Le mémoire qu'on va lire a pour objet d'exposer et de discuter ces objections, et d'examiner dans sa généralité la question des lois répressives du suicide.

Objections soulevées, dans le Congrès de médecine légale, à la proposition de consacrer aux études anatomiques les cadavres des suicidés. — Examen de la question des lois répressives du suicide.

Les objections faites à ma proposition dans le sein du Congrès sont de deux catégories : les unes sont d'ordre purement matériel, les autres d'ordre moral.

J'entreprends de répondre aux unes et aux autres, et d'examiner en même temps dans sa généralité la question des lois répressives du suicide. Le présent mémoire se trouvera donc divisé en plusieurs chapitres.

1° Objections au point de vue matériel;

2° Objections au point de vue moral;

3° Des lois répressives du suicide en général.

Chapitre 1er. — *Objections, au point de vue matériel, à la proposition de consacrer aux études anatomiques les cadavres des suicidés.*

On a prétendu que le transport des cadavres de tous les points du territoire aux Écoles de médecine ne serait pas praticable. Je crois au contraire que, grâce à quelques dispositions administratives et moyennant l'emploi des antiseptiques, ce transport serait très-facile.

Les expériences de la Commission instituée sous la présidence de M. Devergie pour étudier les moyens de retarder la putréfection des cadavres, ont démontré la parfaite efficacité des mélanges d'acide phénique brut, ou de coaltar et de poudre inerte dans la proportion de 1 à 4 (1). Évidemment, rien ne serait plus simple

(1) *Poudre antiseptique de Vafflard :*

Acide phénique brut	1
Sciure de bois..........	4

Mêlez; déposez le cadavre dans le cercueil sur une couche de 4 à 5 centimètres de ce mélange, dont vous le recouvrirez ensuite entièrement.

Une poudre inerte quelconque : charbon, tan, terre végétale sèche, etc., etc., peut remplacer la sciure de bois. Le goudron de bois ou de houille peut remplacer l'acide phénique. Le prix de la poudre antiseptique se trouve ainsi réduit à moins de 25 c. le kilogramme. 20 kilogrammes suffisent pour prévenir indéfiniment, et d'une manière absolue, la décomposition d'un cadavre. (A. Devergie : *Rapport sur les mesures à prendre pour le transport des corps qui doivent être inhumés hors de Paris*, Conseil de salubrité, 1869. In-4°.)

que de généraliser l'emploi d'un pareil mélange, qui réalise l'embaumement parfait des cadavres pour la somme de 5 à 6 francs (1).

Quant au transport proprement dit, on emploierait un système analogue à celui qui fonctionne actuellement, pour livrer aux amphithéâtres de Paris et de Montpellier les cadavres provenant des prisons. On aurait en dépôt, dans les principales gares de chemins de fer, à la disposition de l'autorité préfectorale, des caisses spéciales qui seraient renvoyées au dépôt après chaque expédition mortuaire.

Du reste, dans le royaume de Saxe, les cadavres des suppliciés et ceux des suicidés non réclamés par leur famille, sont envoyés de tous les points du territoire à l'Institut anatomique de Leipsig, et le transport s'exécute en toutes saisons sans aucune difficulté. Voici les renseignements qu'a bien voulu me transmettre à ce sujet M. His, professeur d'anatomie à la Faculté de Médecine de cette ville :

« Leipsig, 20 décembre 1878.

» Monsieur,

» .... Notre amphithéâtre reçoit chaque année un nombre passablement grand de cadavres de suicidés. L'envoi est réglé par une loi qui exige que tout cadavre trouvé au dehors nous soit adressé, tant qu'il n'est pas à admettre que le suicidé ait été aliéné, et tant qu'il n'est pas réclamé par sa famille (cette dernière restriction est d'une date récente, 1874). Préalablement, il se fait un examen par l'autorité du lieu et par un médecin.

» Les corps sont expédiés par les chemins de fer qui ont renoncé, en faveur de la Faculté, à toutes les conditions onéreuses dont sont entourés, à l'ordinaire, les transports de cadavres. Nos conditions vis-à-vis des communes sont renfermées dans le petit bulletin imprimé que je me permets d'ajouter à cette lettre.

» Je crois que quelques-uns des États de l'Allemagne ont, à l'égard des suicidés, des lois semblables à celles du royaume de Saxe.

» Je vous prie d'agréer, etc. Signé : His. »

(Traduction du bulletin imprimé dont il est fait mention ci-dessus :)

« AVIS.

» Les agents de la police du royaume de Saxe sont invités, aux termes de l'arrêté ministériel du 21 septembre 1874, à laisser expédier sans opposition,

(1) Dans les petites Facultés, telles que Greifswalde, on fait venir les cadavres de loin, en chemin de fer, dans des conditions particulières et en usant des précautions commandées par de tels transports; on les tire alors d'hospices ou d'établissements pénitentiaires. On réclame aussi les corps des suppliciés et des suicidés. Une grande Faculté, celle de Leipsick, n'a pas d'autres ressources pour alimenter son établissement anatomique. Les corps des suicidés de tout le royaume

par chemin de fer, les cadavres destinés à l'Université de Leipsig. Ces cadavres seront enfermés dans des bières solides bien clouées, et expédiés sous l'adresse : *A l'Institut anatomique de Leipsig* (*expédition de cadavres*). »

(Suit le tarif des frais à rembourser par l'Institut anatomique de Leipsig, et qui s'élèvent à 1/2 marc (1 fr. 10) par kilomètre.)

« On recevra les cadavres toute l'année sans avis préalable.

» Leipsig, 24 octobre 1876.

» *Le Directeur de l'Institut anatomique,*

» Prof[r] His. »

Chapitre 2. — *Objections au point de vue moral.*

On a reproché à ma proposition d'aller contre son but. Loin d'augmenter le nombre des cadavres dont on dispose pour les études anatomiques, la loi que je demande le diminuerait au contraire. En édictant l'envoi aux amphithéâtres comme une sorte de peine dont seraient passibles les suicidés, elle augmenterait la répugnance de la population ouvrière pour les amphithéâtres, et le nombre déjà trop restreint des corps laissés à la disposition des administrations hospitalières, et livrés par elles aux Écoles de médecine, se trouverait réduit de plus en plus.

Je réponds tout d'abord à cette objection qu'il paraît bien difficile que la répugnance de la population ouvrière pour les amphithéâtres anatomiques puisse être augmentée. Les cadavres non réclamés sont aujourd'hui très-rares ; ce sont ceux des malheureux qui n'ont pas de famille, qui ne font partie d'aucune corporation, d'aucune société ouvrière, qui n'ont aucune espèce de ressources contre la misère et l'abandon.

Chapitre 3. — *Des lois répressives du suicide en général.*

Les autres objections exprimées au sein du Congrès sont les suivantes :

Les législateurs repousseraient certainement une loi qui aggra-

---

de Saxe y sont expédiés et conservés pendant l'été dans de grandes caisses remplies d'alcool. En hiver, la conservation des cadavres est plus facile. On les dépose dans le sous-sol où ils reposent dans des niches à une basse température ; ces niches, de forme prismatique, étant baignées sans cesse par de l'air froid et de l'eau à 0°, qui découle d'une glacière superposée. (Ad. Wurtz. — Rapport sur les études pratiques dans les Universités d'Allemagne et d'Autriche-Hongrie. — *Union médicale*, n° 144, 1878. — J. Jeannel : Visite à quelques Facultés de médecine des Universités allemandes en janvier 1878 ; p. 35).

verait la douleur des familles des suicidés par une réprobation officielle, et qui leur enlèverait un droit considéré comme imprescriptible, celui de rendre les honneurs funèbres à leurs membres décédés.

Un ministre s'est suicidé il y a quelques années; aurait-on pu songer à envoyer son cadavre aux amphithéâtres anatomiques? La conscience publique se serait révoltée contre une pareille énormité, que jamais aucune loi ne saurait prescrire.

Ces objections se rattachent à la question des peines répressives du suicide, souvent controversée parmi les moralistes et les jurisconsultes. Je ne saurais les résoudre sans reprendre cette importante question dans sa généralité. Je diviserai mon travail en quatre parties :

A. Historique de la répression du suicide.

B. L'homme est-il libre de disposer de lui-même, selon l'aphorisme des stoïciens : *Mori licet cui vivere non placet ?*

C. Les passions qui poussent au suicide sont-elles toujours plus fortes que l'incrimination légale ou que l'autorité des lois?

D. La flétrissure légale de la mémoire du suicidé serait-elle injuste, puérile et odieuse? Indifférente à celui qu'elle devrait punir, n'atteindrait-elle que sa famille, innocente de l'attentat commis par lui?

A. — *Historique de la répression légale du suicide.*

Le suicide a été diversement apprécié selon les temps, les mœurs et le degré de civilisation des peuples.

Les Hébreux privaient de sépulture les cadavres des suicidés (1).

D'après Aristote, c'est un usage commun aux peuples civilisés de flétrir, en quelque manière, ceux qui se donnent la mort.

« Il est clair, dit Montesquieu, que les lois civiles de quelques pays ont eu des raisons pour flétrir l'homicide de soi-même (2). »

« Un homme, dit Platon, qui a tué celui qui lui est étroitement lié, c'est-à-dire lui-même, non par ordre du magistrat, ni pour éviter l'ignominie, mais par faiblesse, sera puni. »

---

(1) *Joseph*, lib. III, cap. 25.

(2) *Esprit des Lois*, liv. XIV, ch. 12.

Montesquieu fait remarquer le vice de cette loi de Platon : En effet, « dans le seul cas où l'on ne pouvait pas tirer du criminel l'aveu du motif qui l'avait fait agir, elle voulait que le jugement se déterminât sur ce motif [1]. »

« Le panthéisme oriental, la doctrine de la délivrance, c'est-à-dire de la mort finale de l'individu absorbé dans le grand tout, dans l'âme du monde, a entraîné jadis et entraîne encore de nos jours au suicide des milliers d'hommes dans l'Inde, en Chine, au Japon [2]. »

La loi romaine exemptait le suicide de toute espèce de peine, lorsqu'il avait pour cause les angoisses des passions, le dégoût de la vie, l'excès des douleurs physiques. C'était même un acte de vertu stoïque dont la mort de Caton, devenue le thème de tant de déclamations et de dissertations, peut être considérée comme le type. Le génie de Montesquieu démasque d'un mot ces orgueilleux suicides : « Les Romains trouvaient à cette coutume une grande commodité pour l'héroïsme, chacun faisant finir la pièce qu'il jouait dans ce monde à l'endroit où il voulait [3]. » Mais si le suicide avait pour but d'échapper à une poursuite criminelle, il était puni par la confiscation des biens [4].

Le droit canon considère le suicide comme un homicide criminel qui rend le coupable indigne des prières de l'Église [5].

En France, dès les premiers temps de la monarchie et au moyen-âge, les législateurs se sont inspirés du droit canon. Un capitulaire de Charlemagne permet, en faveur des suicidés, les aumônes ou les prières, mais interdit les cérémonies de l'Église.

Dans les établissements de saint Louis (§ 88), la peine de la confiscation est prononcée, tant contre les biens du suicidé que contre ceux de sa femme.

L'ordonnance de 1670, titre 22, prescrit de faire le procès au cadavre. On condamnait les cadavres de ceux qui s'étaient homicidés à être traînés sur une claie, la face contre terre, à être

---

(1) *Esprit des Lois*, liv. XXIX, ch. 9.

(2) Onofrio : *les Lois positives contre le suicide*, p. 4.

(3) *Grandeur et Décadence des Romains*, ch. XII.

(4) Dalloz. *Répertoire*, crimes contre les personnes, ch. 9.

(5) *Can.*, 12. — *Caus.*, 23. — *Quæst.*, 4.

ensuite pendus par les pieds et privés de sépulture (1) ; ils étaient jetés à la voirie ou enterrés sous la potence (2); plusieurs coutumes ajoutaient à ces peines la confiscation des biens (3); la simple tentative de suicide était passible des mêmes peines que l'homicide volontaire (4). Cependant, la jurisprudence et le droit canon excusaient les suicides commis par les aliénés (5). Lorsque les coupables étaient nobles, ils étaient dégradés, eux et leurs descendants, leurs armoiries brisées et leur nom supprimé (6).

En Angleterre, les lois qui punissent le suicide ne sont pas abrogées, mais elles sont tombées en désuétude (7).

Jadis, dans plusieurs États d'Allemagne, les corps des suicidés étaient exposés sur la roue comme ceux des criminels (8).

Toutes les dispositions répressives du suicide sont abrogées en France depuis 1791 (9), et, depuis cette époque, la plupart des jurisconsultes, des criminalistes et des aliénistes, ont repoussé l'idée des peines préventives du suicide.

Dalloz ne peut admettre que le suicide, « *l'acte le plus réfléchi auquel l'homme puisse se livrer*, » soit rangé dans l'odieuse nomenclature des crimes; il déclare honteux les procès faits à la mémoire des morts. « Ce n'est pas à dire pour cela, continue-t-il, que nous ne verrions pas avec satisfaction apparaître un remède, une mesure légale capable d'arrêter cette fatale maladie ; mais où la trouver? Nos mœurs ne toléreraient pas ces supplices absurdes que la loi ancienne infligeait aux cadavres. Nos lois ont proscrit la

---

(1) Ces peines ont été appliquées à Lyon le 8 mars 1714, au cadavre d'un suicidé nommé Bouquet. Il faut aussi rappeler que, par décret de la Convention, les suicidés contre lesquels un acte d'accusation avait été porté, étaient assimilés aux condamnés par jugement, et que leurs biens étaient confisqués; en outre, que le girondin Valazé, qui s'était poignardé avant l'arrêt du tribunal révolutionnaire, fut condamné, quoique mort, à être guilloiiné, et que son cadavre fut traîné à l'échafaud et décapité (Onofrio, ouv. cité, p. 16 et 36).

(2) Muyart de Vouglans, p. 183-185.

(3) Serpillon, t. 2, p. 960. — Loysel, liv. 6, tit. 2, régl. 28.

(4) J. Clarus, *Quæst.*, 68, n° 37.

(5) *Can.* Si quis insaniens; 15, quæst. 1.

(6) Serpillon, Loysel, loc. cit.

(7) Taillandier, *Lois pénales*, p. 47.

(8) *Biographies des suicidés*, par H. Spiefs, traduites de l'allemand par J.-H. Pott. Lausanne et Paris, 1798.

(9) Dalloz, loc. cit.

confiscation des biens comme le châtiment le plus inique, en ce que, au lieu d'atteindre le coupable, elle frappe sa famille innocente. Quelle pourrait donc être la peine? Une flétrissure publique? Mais est-ce que les passions ou les affections qui poussent au suicide ne seraient pas toujours plus fortes que l'incrimination légale et l'autorité des lois sur un cadavre? Nous n'avons jamais compris que le suicide ait pu faire naître envers ceux qui se livrent à cet acte fatal un autre sentiment que celui du regret et d'une douloureuse sympathie (1). »

Je relève l'étrange aberration de ce jurisconsulte célèbre, qui verrait avec satisfaction apparaître un remède capable d'arrêter *cette fatale maladie,* qu'il vient de glorifier comme *l'acte le plus réfléchi auquel l'homme puisse se livrer.* Et quelle redoutable responsabilité n'encourt-t-il pas lorsqu'il encourage le suicide en déclarant que cet acte fatal ne peut faire naître d'autres sentiments que ceux du regret et d'une douloureuse sympathie!

A. Chauveau et Faustin-Hélie acceptent le principe de la répression pénale du suicide, mais ils concluent par un déclinatoire, en raison des difficultés de l'application :

« Les passions et les affections morales qui poussent au suicide sont souvent plus fortes que l'autorité des lois. La religion seule a le pouvoir d'enchaîner la volonté, parce qu'elle commande aux passions. Cependant, ne nous hâtons point de proclamer toute disposition impuissante et stérile : L'inscription du suicide parmi les délits aurait déjà un avantage, celui d'édicter une haute leçon, un avertissement moral pour les peuples, et qui sait si cette salutaire flétrissure ne détournerait pas de son accomplissement quelques esprits momentanément égarés? N'empêchât-elle qu'une seule mort volontaire, la loi serait-elle inutile? Quelle voix oserait s'élever pour le dire?

» La statistique criminelle attribue le tiers des morts volontaires à des maladies cérébrales dont le suicide est l'un des symptômes ou l'un des effets. Il serait donc nécessaire, dans le système de répression, qu'une enquête solennelle, à chaque mort volontaire, vînt éclairer la justice et recueillir les causes de la détermination ; or, quelle incertitude dans une telle investigation!

» Telles sont les difficultés qui nous semblent environner cette

(1) Dalloz, loc. cit.

question : nous faisons des vœux pour qu'elle ne soit pas insoluble [1]. »

Dalloz allègue encore contre les lois répressives du suicide que, pendant la longue période du moyen-âge, les anathèmes canoniques et les punitions légales n'empêchaient pas l'accomplissement d'un grand nombre de suicides [2]. Mais, évidemment, l'absence de documents statistiques infirme cet argument, car il est impossible de savoir si ces anathèmes et ces punitions n'avaient pas pour résultat de détourner du suicide un certain nombre de ceux qui s'y seraient livrés.

Sans être absolument démonstrative, faute de chiffres précis, la multiplicité des suicides dans les pays protestants, et leur accroissement parallèle à l'affaiblissement des croyances religieuses, autoriseraient, au contraire, à penser que les peines répressives et comminatoires ne sont pas sans exercer une certaine influence. Du reste, Brière de Boismont, dans des considérations qui manquent aussi de la base positive des statistiques, avance que le caractère distinctif du moyen-âge, au point de vue du suicide, est la diminution de cette maladie, surtout pendant la période de croyances, ce qui doit être attribué à la prédominance du sentiment religieux et aux peines portées par l'Église et par la législation. « C'est à partir du XVIe siècle, continue-t-il, que la tendance au suicide devient plus prononcée. Cette recrudescence se lie au relâchement des croyances religieuses, à la liberté d'examen et aux apologies du suicide; mais cette disposition reste exceptionnelle jusqu'à ce que les théories étant descendues dans les faits, elle se généralise et éclate dans le cours du XVIIIe siècle [3]. »

Chose digne de remarque, ce savant aliéniste, dont l'ouvrage contient un grand nombre de faits qui prouvent péremptoirement, comme on le verra plus loin, l'utilité des lois répressives, conclut que les peines comminatoires ne sont plus dans nos mœurs, frapperaient les innocents et auraient pour effet de porter à l'imitation les aliénés-suicides [4]. C'est lui pourtant qui formule la conclusion suivante :

« Le raisonnement peut triompher de l'idée du suicide lorsque

(1) A. Chauveau et Faustin Hélie, *Théorie du Code pénal*, 5e édit., t. III, p. 449.

(2) Dalloz, ouv. cit.

(3) Brière de Boismont, *Du suicide et de la folie-suicide*. Paris, 1856, p. 31.

(4) Ibid., p. 611.

la passion seule est en jeu; dans l'état de folie, un pareil résultat est rarement obtenu (1). »

Quelle qu'en soit la cause, le suicide est devenu, pour les États protestants du nord de l'Europe, une sorte de fléau épidémique. La Saxe, où domine le luthérianisme, est le pays du monde où les suicides sont les plus nombreux et où leur accroissement annuel, proportionnellement au chiffre de la population, est de beaucoup le plus rapide (2). C'est évidemment en vue de restreindre cette horrible épidémie que le Gouvernement saxon prescrit de livrer aux amphithéâtres anatomiques les cadavres des suicidés trouvés sur la voie publique et non réclamés par les familles. J'ignorais ce précédent lorsque j'ai présenté ma proposition au Congrès de médecine légale, au mois d'août dernier. J'ose espérer que mes honorables confrères n'en méconnaîtront pas l'importance.

Donc, je dis adieu à tout mérite d'initiative, et je m'en console volontiers si je gagne par là des partisans à une institution que je crois utile au bien public. Je le connais de longue date ce cruel dilemme : « Si l'invention est de vous, elle ne vaut rien; si elle est bonne, elle n'est pas de vous. »

B. — *L'homme est-il libre de disposer de lui-même, selon l'aphorisme des stoïciens :* « Mori licet cui vivere non placet » ?

Est-il vrai que le suicide soit la sublime expression de la volonté luttant contre les douleurs de la vie?

---

(1) Brière de Boismont, *Du suicide et de la folie-suicide*. Paris, 1856, p. 260.

(2) J'extrais le tableau ci-après d'un rapport présenté à l'Institut par M. Legoyt, directeur de la statistique générale de France :

Nombre moyen annuel des suicides pour un million d'habitants, de 1855 à 1860,

En Saxe-Altenbourg	303
Danemark	288
Saxe royale	251
Ancien Sleswig	209
Prusse	123
France	110
Angleterre	69
États-Unis	32
Espagne	14

Quant à l'accroissement moyen annuel, il est de 2 à 5 par million d'habitants en Saxe et en Danemark, de 1,86 en France et de 1,40 en Prusse.

Faut-il admettre sans restriction ces deux maximes de Montaigne:

« La plus volontaire mort est la plus belle. »

« La vie dépend de la volonté d'autrui, la mort de la nôtre (1)? »

L'aphorisme des stoïciens, comme toutes les théories qui placent le droit avant le devoir, fait abstraction de la société ou subordonne les devoirs sociaux aux satisfactions de l'égoïsme; ce qui équivaut, en dernière analyse, à la destruction de l'ordre social. Or, le fait même de l'état social renverse ces théories, puisque la société ne subsiste que par l'apport incessant des sacrifices de ses membres et par leur soumission aux lois, c'est-à-dire aux formules de leurs devoirs réciproques.

Si le devoir social existe, la réprobation doit s'attacher à celui qui s'y soustrait.

« Le mal moral consiste à avoir violé l'ordre, l'expiation doit avoir pour effet de le rétablir. L'expiation doit être exemplaire, c'est-à-dire qu'elle doit effacer le scandale de la faute et en inspirer l'horreur (2) » afin d'en prévenir l'imitation.

« Nous ne pouvons attenter à l'ordre universel en nous (3). »

L'obéissance à la loi est le premier des devoirs du citoyen. La loi est le principe et la garantie de l'ordre, et l'ordre est la condition de la vie sociale. Le suicide est l'homicide de soi-même, dit Montesquieu; or, quoi de plus contraire à la société que l'homicide, puisqu'en se multipliant, il la détruirait absolument.

Admettre le droit au suicide, c'est donc consentir à un principe de destruction de la société.

Tous les généraux cherchent à prévenir le suicide en proclamant que le soldat qui tourne ses armes contre lui-même, forfait à l'honneur militaire comme celui qui déserte, et en privant des honneurs funèbres les cadavres des suicidés. Il est, pour eux, de la dernière évidence qu'une épidémie de suicide pourrait détruire l'armée, et, par suite, la nation.

« Ce n'est pas seulement l'homme pervers qui est réprouvé, ce n'est pas l'impie, ce n'est pas le violateur de la justice humaine et divine, celui qui prend la vie, les biens, la liberté de ses frères, qui souille son âme par l'asservissement de honteuses passions;

(1) *Essais*, liv. 2, ch. 3.

(2) J. Simon, *Religion naturelle*, 4e édit., p 447.

(3) Id., *Le Devoir*. Paris, 1854.

c'est l'homme qui enfouit sa force, c'est l'âme solitaire qui, faite pour l'humanité, s'isole de l'humanité, qui ne veut vivre que pour elle-même, contente de ne pas faillir, comme si la vertu n'était qu'une négation, qui cherche dans l'anéantissement des passions, et dans une mort anticipée, une innocence imbécile, tandis qu'il faut combattre le combat de la vie, le bon combat : aimer, penser, agir, laisser sa trace, faire du bien (1). »

« C'est surtout lorsque l'homme méconnaît les droits de son Créateur, quand il s'obstine à ne voir que le néant au-delà de son existence, qu'il ose porter sur lui-même une main homicide; ouvrez son âme aux grandes vérités du christianisme, montrez-lui ses devoirs comme homme et comme citoyen, bientôt il comprendra que sa vie n'est qu'un dépôt dont il ne peut disposer sans se rendre coupable envers Dieu, envers la société, envers lui-même (2). »

« Si Dieu a un compte sévère à demander à celui qui attente à ses jours, la société ne doit pas se montrer moins sévère à son égard; non-seulement il la prive de la part d'efforts et de travail qu'elle était en droit d'attendre de lui pour les avances qu'elle lui a faites (3), mais la doctrine qu'il professe est éminemment attentatoire à sa sûreté, car l'homme qui dispose à son gré de sa vie est maître de celle des autres (4). » Il n'y a qu'un pas de l'envie de mourir à l'envie de tuer (5).

« Le suicide est un homicide, et dès lors le législateur aurait fait œuvre morale en sanctionnant, ne fût-ce que par cette simple déclaration, la loi religieuse; il aurait en même temps tranché cette question, qu'on rougit de voir discutée devant nos tribunaux, de la culpabilité des complices des suicidés. Il aurait édicté une peine contre la tentative de suicide manifestée par un commencement d'exécution, et une peine plus grave contre la récidive (6). »

(1) J. Simon, *Religion naturelle*, 2e édition, p. 421.

(2) Descuret, *Médecine des passions*, 1841.

(3) Les économistes s'accordent à admettre qu'un homme adulte représente dans la société un capital moyen égal à ce qu'ont coûté sa nourriture et son éducation, et que ce capital est de 20,000 fr D'après cette donnée, 5,000 suicides annuels représentent pour la société une perte sèche de 100 millions de francs.

(4) Brière de Boismont, ouv. cité, p. 585. Ce raisonnement est emprunté à un texte de Marcien rapporté au Digeste (*De bonis eorum*...) : « Qui enim sibi non pepercit, multo minus alii parcet. »

(5) Delile de Sales, *Philosophie de la nature*.

(6) M. Magnien, *Revue catholique des institutions et du droit*, t. 4, p. 116.

« On ferait ainsi cesser le scandale de représentations théâtrales et de livres populaires dans lesquels le suicide est glorifié, ou justifié, ou présenté comme la seule issue possible à certains maux. Il suffirait d'appliquer les lois du 17 mai 1819 et du 27 juillet 1849, qui punissent l'outrage à la morale publique et religieuse, et l'apologie des faits qualifiés crimes ou délits [1]. »

On associerait par là l'idée du suicide à celle du crime dans la conscience de la population [2]. C'est ce qu'a tenté le procureur-général Dupin dans un réquisitoire resté célèbre. « Le suicide, disait-il, est un crime qui blesse les idées religieuses de ceux qui en ont, et la morale de ceux qui y croient. C'était un crime prévu et réprimé par les lois anciennes et dont la punition avait de salutaires effets, car tel qui eût fait bon marché de sa vie, s'arrêtait devant une idée de respect pour son cadavre et devant la crainte de voir son corps voué à l'ignominie. Il faut reconnaître ce qu'il y a de bon chez les anciens : c'était là une puissante intention [3]. »

Je conclus : 1° L'homme n'est pas libre de disposer de sa vie, selon l'aphorisme des stoïciens, et le suicide est un acte criminel et essentiellement anti-social ;

2° La société a le droit de réprimer le suicide et le devoir de le flétrir.

C. — *Les passions qui poussent au suicide sont-elles toujours plus fortes que l'incrimination légale et l'autorité des lois?*

On est tenté de penser tout d'abord que l'homme qui se donne la mort renonce par là même à tous les liens qui l'unissent à la société et à sa famille; mais lorsqu'on examine les choses de près, on est obligé de reconnaître que les conditions matérielles ou morales, certaines circonstances fortuites, accessoires et même futiles, ont souvent une influence décisive pour déterminer ou pour empêcher la perpétration du suicide.

Premièrement, l'imitation est reconnue par tous les aliénistes et tous les philosophes comme une cause formelle de la mort

(1) Onofrio, ouv. cit., p. 40.

(2) Caro, *Du suicide dans ses rapports avec la civilisation*. 1869.

(3) Dupin : Réquisitoire Copillet. — Dalloz : *Répertoire*, crimes contre les personnes, ch. 9.

volontaire. Le suicide par imitation prend même souvent le caractère d'une épidémie qui se propage par contagion.

« Étrange passion que celle du suicide ! s'écrie P. Lucas, elle est contagieuse, elle est épidémique, elle est une des plus esclaves de l'esprit d'imitation [1]. »

Je me bornerai à rappeler en quelques mots les épidémies historiques.

L'épidémie de Millet remonte à l'antiquité grecque. Voici ce qu'en dit l'auteur des *Essais* d'après Plutarque, cité lui-même par Aulu-Gelle [2] :

« Et nous lisons des vierges milesiennes que, par une conspiration furieuse, elles se pendaient les unes après les autres, jusqu'à ce que le magistrat y pourveust, ordonnant que celles qui se trouveraient ainsi pendues, seraient traînées du même licol toutes nues par la ville [3]. »

« Pendant la guerre du Milanais, » rapporte le même auteur, « et tant de prises et reprises, le peuple, impatient de si divers changements de fortune, prit telle résolution à mort, que j'ai ouï dire à mon père qu'il y veit tenir compte de bien vingt-et-cinq maistres de maisons qui s'étaient défaicts eux-mêmes en une semaine. »

« Nous avons plusieurs exemples en notre temps, de ceux, jusqu'aux enfants, qui, de crainte de quelque légère incommodité, se sont donnés à la mort [4]. »

Primerose, Spon, Bonnet, cités par Brière de Boismont, racontent l'étrange manie qui portait les femmes de Lyon à se précipiter dans le Rhône. Esquirol rapporte qu'autrefois, à Marseille, les jeunes filles se tuaient à cause de l'inconstance de leurs amants.

Au mois de juin 1697, on observa un grand nombre de suicides à Mansfeld [5].

Il en fut de même à Rouen en 1806, à Stuttgard en 1811, au village de St-Maurice, dans le Valais, en 1823 [6].

---

(1) P. Lucas, *De l'imitation contagieuse et de la propagation sympathique des névroses et des monomanies* : Thèse. Paris, 1833, p. 28.

(2) *Noctes atticæ*, lib. XV, cap. X.

(3) Montaigne, *Essais*, liv. II, ch. 3.

(4) Montaigne, *Essais*, liv. I, ch. 40.

(5) Sydenham, *Œuvres complètes*, t. II.

(6) Brière de Boismont, ouv. cité, p. 148.

La plus effroyable épidémie de suicide fut celle de Versailles, qui détermina, en 1793, la mort de treize cents personnes, presque aussitôt après l'abolition des lois répressives du suicide (1).

C'est un fait souvent constaté, qu'un suicide accompli par précipitation du haut d'un monument comme les tours Notre-Dame, la colonne Vendôme, la colonne de la Bastille, est suivi de plusieurs autres suicides semblables (2).

On connaît l'histoire de la guérite dans laquelle plusieurs soldats de Napoléon Ier s'étaient tués successivement, et qu'il fallut brûler (3).

A l'hôtel des Invalides, un pensionnaire fut un jour trouvé pendu au poteau d'une lanterne. Dans l'espace de quelques semaines, douze invalides furent successivement trouvés pendus au même poteau ; on se décida à le supprimer, ce qui mit fin à l'épidémie.

Les nègres de Cuba, atteints de nostalgie, se suicidaient en grand nombre, s'imaginant qu'ils ressusciteraient le troisième jour au sein de leurs tribus africaines. Le gouverneur les guérit de cette absurde épidémie en ordonnant que les têtes des suicidés resteraient exposées en public pendant un mois, et que leurs corps seraient brûlés, pour les cendres être jetées au vent (4).

Tout le monde connaît la manie suicide qui s'est emparée des Allemands après la publication de *Werther*.

Ainsi, cet acte qu'on est porté à considérer comme la suprême manifestation du désespoir, *le plus réfléchi auquel l'homme puisse se livrer*, selon Dalloz, cet acte qui ne laisserait aucune prise à la réprobation légale, est souvent le résultat d'un entraînement capricieux, engendré, comme certaines névroses convulsives, par une imitation irréfléchie ; il suffit de quelques précautions matérielles, de quelques prescriptions des autorités pour l'empêcher, et l'on persisterait à soutenir que la loi édictant une solennelle prohibition, sanctionnée par des peines infâmantes, resterait complètement inefficace !

---

(1) Descuret, *Médecine des passions*, p. 682. — M. Magnien, ouv. cité, p. 119

(2) Brière de Boismont, ouv. cité, p. 141.

(3) Onofrio, ouv. cité, p. 40.

(4) *Revue de Paris*, 29 avril 1845.

D. — *La flétrissure de la mémoire du suicidé serait-elle injuste, puérile et odieuse? Indifférente à celui qu'elle devrait punir, n'atteindrait-elle que sa famille innocente de l'attentat commis par lui?*

Assurément, les peines répressives devraient être considérées comme vaines et futiles si le suicide était toujours déterminé par un désespoir raisonné, un dégoût profond et irrémédiable, un dédain absolu de la vie, un abandon complet de la famille et des intérêts sociaux; mais il s'en faut de beaucoup qu'il en soit ainsi J'ai déjà fait voir que l'homicide de soi-même est souvent le résultat d'une imitation irréfléchie qui n'a rien de commun avec le désespoir raisonné et avec le dédain absolu de la vie. Je vais maintenant démontrer qu'un nombre considérable d'individus, au moment de se donner la mort, sont préoccupés de ce qu'on pensera d'eux, règlent leurs funérailles ou se déterminent par l'espoir d'échapper au déshonneur.

Brière de Boismont a donné, d'après des documents authentiques, le tableau suivant des causes déterminantes de 4,595 suicides :

1er GROUPE.		
Ivrognerie	530	1,309
Pauvreté, misère	282	
Embarras d'argent, revers de fortune, cupidité	277	
Inconduite	121	
Paresse	56	
Manque d'ouvrage	43	
2e GROUPE.		
Folie	652	1,089
Ennui, dégoût de la vie	237	
Caractère faible, exalté, triste; hypocondrie	145	
Délire aigu	55	
3e GROUPE.		
Chagrins domestiques	361	672
Chagrins, contrariétés	311	
4e GROUPE.		
Maladies		405
5e GROUPE.		
Amour	306	360
Jalousie	54	
A reporter		3,835

Report.....	3,835
6e GROUPE.	
Remords, crainte du déshonneur, des poursuites judiciaires	134
7e GROUPE.	
Jeu..	44
8e GROUPE.	
Orgueil, vanité	26
9e GROUPE.	
Motifs divers ou inconnus.........................	556
Total............	4,595

L'examen de ce tableau démontre que le désespoir absolu et le dédain complet des intérêts sociaux ne sauraient être admis comme les causes les plus fréquentes de suicide ; un grand nombre, parmi les causes déterminantes, sont évidemment de nature à être puissamment influencées par la réprobation légale, par la menace de l'infâmie posthume.

Tous ceux que la crainte du déshonneur, ou l'orgueil blessé, engagent à se réfugier dans la mort, seraient certainement détournés de leur fatal projet par la loi qui flétrirait la mémoire des suicidés ; car, selon l'avis de Descuret, « particulièrement dans l'acte du suicide, l'amour-propre joue un des premiers rôles (1). »

Et quelques-uns tout au moins, de ceux que l'ivrognerie, la pauvreté, les revers de fortune, les chagrins, les contrariétés, les maladies, l'amour, la jalousie, le jeu poussent au suicide en seraient détournés par l'ignominie qui y serait attachée.

« Parmi les 4,595 faits qui font la base de ce travail, ajoute le célèbre aliéniste, nous avons trouvé 1,328 lettres, notes ou écrits quelconques, où se reproduisent les souffrances si variées du cœur humain. Lorsqu'on réunit ce chiffre à celui des individus qui ne savent ni lire ni écrire, on arrive à ce premier résultat que très-peu de ceux qui vont quitter le monde résistent au désir de faire connaître les sentiments qui les agitent, les chagrins auxquels ils sont en proie, les malheurs ou les déceptions dont ils sont ou dont ils se croient les victimes. *Le besoin de vivre dans la mémoire des hommes, de laisser un souvenir de leur passage sur la terre, semble la préoccupation du plus grand nombre* (2). »

(1) Descuret, *Médecine des passions*. 1841.

(2) Brière de Boismont, ouv. cité, p. 317.

J'extrais de l'enquête de Brière de Boismont les faits les plus démonstratifs quant à la thèse que je soutiens :

278 suicidés font es adieux à leurs parents, à leurs amis, au monde ;
105 donnent des instructions diverses pour leurs funérailles, la manière de les ensevelir, etc. ;
58 expriment le regret de quitter la vie, les personnes aimées, etc. ;
45 demandent pardon de leur suicide ;
43 témoignent de la sollicitude pour l'avenir de leurs enfants, de leurs parents ;
36 ont confiance en la miséricorde divine ;
30 veulent expier une faute, ou demander pardon des fautes qu'ils ont commises ;
22 font profession de croire à la vie future ;
19 demandent qu'on ne donne pas de publicité à leur suicide, qu'on le cache à leur famille.
18 meurent en hommes d'honneur ;
11 prient leurs amis de donner des larmes à leur mémoire ;
11 désirent les prières de l'Église ;
11 donnent à leur mort des motifs futiles ;
9 expriment l'horreur de l'action qu'ils vont commettre ;

676

Il est donc absolument certain qu'au moment suprême, un grand nombre de ceux qui attentent à leur vie sont préoccupés de ce qui va se passer après qu'ils auront quitté le monde, des conséquences de leur mort, de ce qu'on pensera d'eux, de ce que deviendront leurs dépouilles.

Reste une dernière objection :

La flétrissure du suicidé aggraverait la douleur de sa famille et rejaillirait sur des innocents.

Si l'on reconnaît, ce que je crois avoir prouvé, que le suicide est un homicide et un crime anti-social, on ne devra plus s'étonner de ce que la flétrissure de la mémoire du suicidé atteigne, à un certain degré, sa famille.

Assurément, un supplice fictif exciterait dans le public un sentiment de répulsion ; on ne pourrait pas traîner le cadavre sur une claie, ou lui faire subir le simulacre d'une seconde mort ; mais il faut conserver aux peines anciennes la pensée-mère qui les avait fait appliquer, et le caractère exemplaire qu'elles portaient avec elles. Une des premières qualités de la peine, c'est d'être exemplaire. Le législateur pourrait s'associer aux lois canoniques qui refusent les honneurs de la sépulture ecclésiastique et l'entrée de l'église aux corps des individus qui se sont détruits, à moins, ce que l'Église observe soigneusement, qu'ils n'aient donné des signes d'aliénation mentale, ou quelque marque de repentir. Quand la loi veut que le corps du supplicié soit inhumé sans aucun appareil, elle atteint bien le cadavre, elle atteint bien la famille!

Qui peut trouver mauvais que le corps du criminel n'ait point les honneurs de la sépulture? N'est-il pas juste, également, que la loi exige que le suicidé, ce criminel, lui aussi, n'ait pas de funérailles? Ce serait juste, ce serait logique, ce serait exemplaire (1).

Sans doute le déshonneur rejaillirait sur des innocents, mais c'est la conséquence générale, la conséquence nécessaire de la solidarité des familles. La bonne renommée, à plus forte raison la gloire d'un homme est une partie, et la meilleure, du patrimoine qu'il lègue à ses enfants. La honte qu'un criminel assume s'étend nécessairement sur tous ceux qui portent son nom.

Le cadavre d'un ministre suicidé, envoyé aux amphithéâtres anatomiques, c'est, pour quelques-uns, une inconvenance, une énormité qui révolterait la conscience publique et qui ne saurait être prescrite par aucune loi. Pourtant on a vu, de nos jours, des ministres concussionnaires traduits devant la Chambre des Pairs, et condamnés à subir une peine infâmante, un maréchal traître à son pays, solennellement dégradé et doublement flétri par une condamnation capitale et par une commutation de peine.

Certes, si votre morale admet la liberté du suicide, votre législation en doit respecter le droit, et vous n'avez rien à faire pour empêcher les attentats des citoyens contre leur propre vie.

Mais si vous reconnaissez que la société est un être collectif, à qui chacun de ses membres doit un certain concours, et que se donner la mort, c'est détruire la part de société qui est en soi, vous devez rechercher les moyens de prévenir et de punir l'homicide de soi-même. Loin d'excuser le ministre qui s'est suicidé, vous le jugerez plus coupable qu'un simple particulier; l'exemple détestable qu'il a donné doit centupler à vos yeux la gravité de sa faute.

---

(1) M. Magnien, ouv. cité, p. 120.

Il faut encore remarquer que la secrète sollicitude de l'homme pour l'honneur de sa famille et la crainte du scandale, interviennent souvent pour l'aider à vaincre les plus mauvaises tentations et le retiennent sur la pente du crime.

Je suis donc autorisé à conclure que la flétrissure légale de la mémoire des suicidés ne serait ni injuste, ni puérile, ni odieuse, et qu'elle détournerait de leur fatal projet un nombre considérable de ceux qui sont tentés de quitter volontairement la vie.

Enfin, serait-il impossible de punir la tentative de suicide? « En Angleterre, dit l'éminent jurisconsulte que j'ai plusieurs fois cité, le constable arrête celui qui a attenté à ses jours. On l'emmène en prison, et s'il n'est pas placé comme fou dans une maison de santé, on ne lui ouvre les portes de la prison qu'après lui avoir fait jurer de ne pas recommencer. Ne peut-on pas faire plus, qualifier de crime le suicide et en punir la tentative de peines modérées? Je sais les objections qu'on peut élever contre une telle disposition; je sais que, par elle-même, elle arrêterait peu de suicides. Mais il suffit qu'elle en puisse empêcher quelques-uns. Elle serait morale exemplaire; elle contiendrait une réprobation pratique et non équivoque du meurtre de soi-même. En enfermant le coupable après sa tentative, on ferait succéder le calme aux agitations qui précèdent le plus souvent, sinon toujours, l'exécution de pareilles résolutions (1). »

Je reviens à ma proposition :

Les médecins chargés des expertises médico-légales seraient pleinement compétents pour juger, au sujet de chaque cas de suicide, la question préjudicielle de la réalité, et la question principale de la responsabilité;

Aucun intérêt ne serait compromis lorsque, dans les cas douteux, ils concluraient à l'absence de responsabilité, et, par suite, à la célébration des cérémonies funèbres;

L'envoi, aux amphithéâtres anatomiques, des suicidés reconnus responsables par les médecins-experts, témoignerait incessamment de la flétrissure édictée par la loi contre l'homicide de soi-même, et, je le répète avec A. Chauveau et Faustin-Hélie : « Quelle voix oserait s'élever pour dire qu'une pareille loi serait inutile? »

(1) Onofrio, ouv. cité, p. 41.

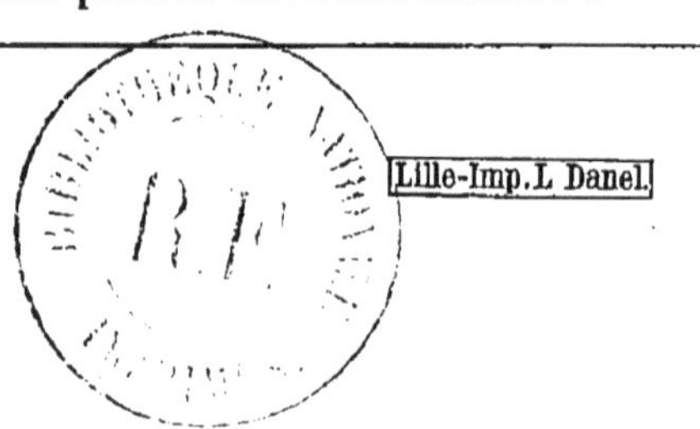

Lille-Imp. L. Danel.

(Extrait du *Journal des Sciences médicales de Lille*, mars 1879.)

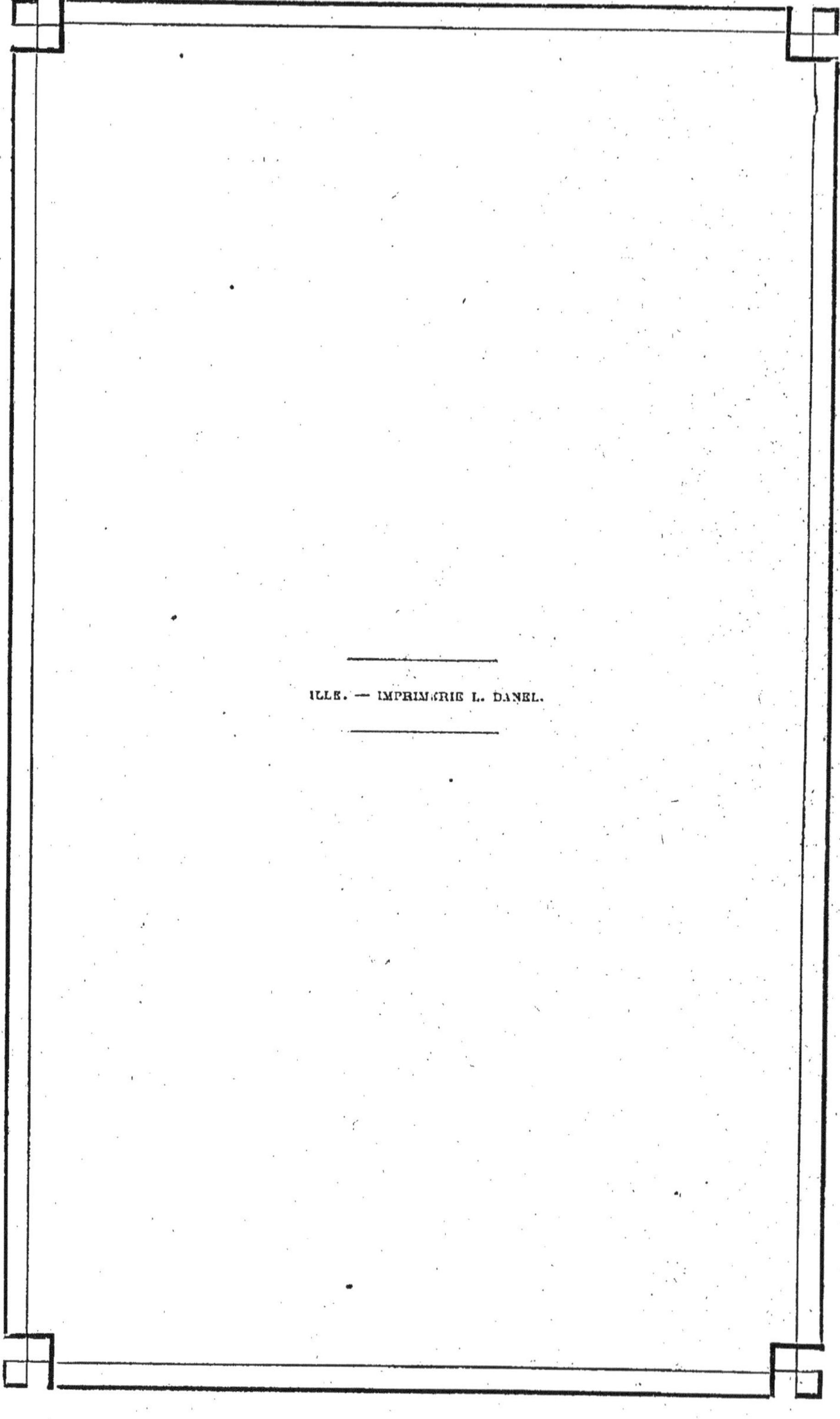

ILLE. — IMPRIMERIE L. DANEL.

www.ingramcontent.com/pod-product-compliance
Ingram Content Group UK Ltd.
Pitfield, Milton Keynes, MK11 3LW, UK
UKHW020228200726
13856UKWH00004B/1654

9 782011 906823